OPA'S SUDOKU BUCH

100 Rätsel mit Lösungen

BAND 3

Inhaltsverzeichnis

Sudoku 9X9:

Sudoku ist ein Zahlenplatzierungsrätsel. Ein Sudoku besteht aus 81 Feldern, die in 9 Spalten und 9 Zeilen angeordnet sind und somit ein Quadrat bilden. Dieses Quadrat ist wiederum in 9 kleinere Quadrate zu 3 x 3 Feldern untergliedert. Dabei sind folgende Regeln zu beachten: Es dürfen nur die Zahlen von 1 bis 9 verwendet werden. Das Quadrat muss so ausgefüllt werden, dass jede Ziffer (von 1 bis 9) in jeder Reihe und in jeder Spalte und in jedem kleinen 3 x 3-Quadrat genau einmal vorkommt.

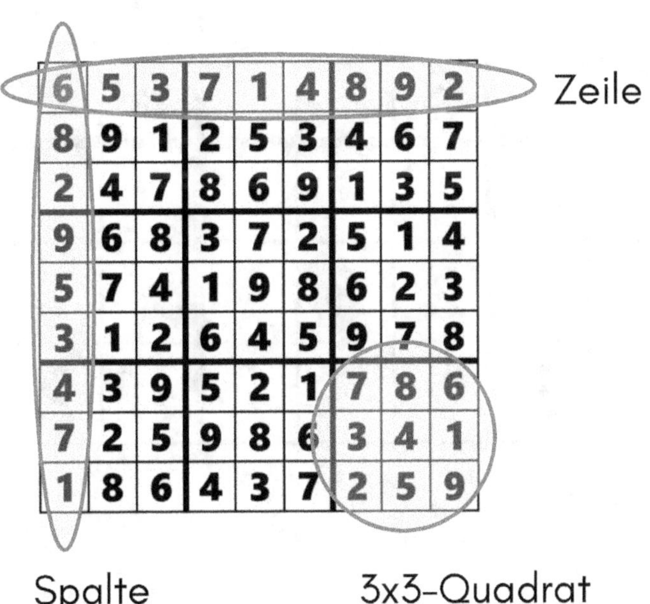

Lösung auf Seite 104

Sudoku #1

2			5			9	3	
7		3						
	9				3			4
4	5	2		8	7	1		
			1			4	8	7
	1		6			5		
		4						
	3		2	6				5
1		5					2	

Sudoku #2

	3			2			9	5
	2		4				3	
		6			7	3		
5			1					
		7		8				2
					4			9
			5					
2		9	6			1	4	8

 Lösung auf Seite 104

Sudoku #3

			3	8				7
			5		1			
			4			1		
3			6					1
6				5			2	
					3		7	
8		3		7	5			9
	9	5				2		8
2			8	4				

Lösung auf Seite 104

Sudoku #4

	6	4			2			
	5					9	7	
7							4	1
			4		3			5
		7	6			3		9
8						2		
		8	7					
				8			5	
	2	1			6			

Lösung auf Seite 105

Sudoku #5

8								3
					8		1	
6	4	1	5					
4	7	8			1	2		
	1							
			9	8			3	
		7	8		9			5
	3			7		4		
				5			6	7

Sudoku #6

	7	8		4		2		
5	2						3	1
	1	4						
					5			
4				6				9
	5		7	2			8	
		3			7			
			2		9		1	3
6						8		2

 Lösung auf Seite 105

Sudoku #7

4			3					
3	1					6	7	
	2	9			5	1		
	3		5				6	8
				4			1	
5						3		4
1								
	9		7			8	3	
	8			9				

Sudoku #8

		3						
	6					5	2	
			1	5		4		6
							1	
5		9			6		7	2
2						6		5
6	7				1		9	
		1			9			
			8	2	5	1		

 Lösung auf Seite 106

Sudoku #9

			8				4	
4			3		2			
8					7	5		1
2	8				1			6
	6		7	2			5	
					8		7	
6					3			
9	3			4		8		
	4	2					6	

Sudoku #10

9		3	6					
4			9			6	7	
						4		
		9	2					
				1			4	
6				5	7			
	5				4	2		3
		8			5			
						9	1	5

 Lösung auf Seite 106

Sudoku #11

	7			6				
	4			2	5	7		
9	3	5						
4			3				8	
			1	9				2
5					6			3
	5	7						8
		1		8				
			5		9	6		

Sudoku #12

5				9			3	4
	8					1		5
		4			2			
7	2	6			3		5	
				6				9
			5					
		1	7	4			2	
								1
2	3	5						

Sudoku #13

9						8		3
3					1	9		
8	2		3			4	5	
						3	4	
				4	7			
	8		9		5		2	
	9	5	1					
							7	
7			8		4			9

Sudoku #14

				9		4		8
			6	4				
9			1					5
7		5					8	1
	8			1			5	4
				8			3	
	3	7		6			4	
		2			3			
1	4					8		

 Lösung auf Seite 107

Sudoku #15

		7			6			1
			3				9	7
				2		5		3
		4	9	3	8		2	
		5		7	2		3	
2	9							
		8	6		3			
	6						7	
					5	1		

Sudoku #16

1			3	5	9			
6		8	1				5	9
							1	
	7							2
8	6		7					
	3		8	9	4			1
				3	8		9	5
					1	4		6

 Lösung auf Seite 108

Sudoku #17

2							9	
7				3				1
9			4		8			
	6	7			4		8	
			7				1	5
	5		8				3	
					7			3
				1		4		
		3	9		2			7

Sudoku #18

		8		2		3		6
		7		5		4	2	
				3			5	9
	5	1						
3								7
	8		9				1	
		3				5		
	6	5			4	9		1
	1				8			

Lösung auf Seite 108

Sudoku #19

					5	3		
	9	6	2	4				
	3		7					
4				8				2
	2	7						
	6						1	8
			5	7			9	6
							4	7
	8	2			9		5	

Sudoku #20

	3	4			9	7	5	
		1	3	5	8	4		9
			7				6	
2		9						
					5	2		
	5					8		7
4			8					
	8			1				5
						6		

Lösung auf Seite 109

Sudoku #21

6		8	1	5				
	2							
3				7		6	1	8
				8	6			9
	8	5		4				
	7	6		9				1
			5	3				
						9		
			8			7	6	5

Sudoku #22

		7	8	5			4	6
	1	4						
			3				5	
1						6	8	4
		6					1	3
8		3	5					7
	9	2		8				
3	7		2					
			6			1		

 Lösung auf Seite 109

Sudoku #23

5				2	4	8		7
	6		8				9	
	7	2			6	4		
			4			9		
	1				2	3		6
6			7	4	9		1	
4		8		3				

Sudoku #24

				4				
	7	1					5	
6					7	8		
5				6		1		
	2		7		4		6	3
				2				5
				8				
9	4			1				
			3				9	2

 Lösung auf Seite 110

Sudoku #25

3				8			7	
4		6				9		
		9	1		7			5
	3		7	5				8
					4			
	4						6	
9		8			6			2
			3					
			4		2			

Sudoku #26

				2				6
	1				5		8	
3								2
				9			3	
	2		1				9	8
		5		3	2			
						9		
9	7		4					
8	4				6		2	

 Lösung auf Seite 110

Sudoku #27

7	2		3	5				9
		3		2				
9		6		4		1		
2						3		
			6				9	4
3						6	7	
5					2			8
			9	3				
			4		5		1	

Sudoku #28

		4						7
		8			4			
	3					2		6
				4	8		1	
1	4					6		
	8	7	1	2				9
4	9	1	7					
	2				1			
				3			5	

Lösung auf Seite 111

Sudoku #29

	5				7	2	4	
		6			1			
	3							6
		7	9	6				
			4			6		3
3		4						2
2				8		1		
6	9	8		1		5		4
			5	4				

Sudoku #30

			3	9	5			
			6		7			
	5					6		
7					3		6	
	8		7			5	9	1
	1						4	7
6						7		
		8			4	1		6
					6		3	2

Sudoku #31

6	8	3				4	1	
					8		9	
			2		1		7	
		6						8
3	7						6	
	1	2		7				
1			7				4	
	3	7	9					5
		9	1	2				

Sudoku #32

9	7							
8	5		4			9		1
							5	
	3			7		2	6	
					6			5
				5		3		
					7			
2			8	4			9	
1			6	2	5	8	3	

Lösung auf Seite 112

Sudoku #33

						4	7	
7				8	5	9		
								2
4				3				
2					7	6		
6	1		8	5				
								9
3	6		2	4		8		5
	5		3		1			

Sudoku #34

		8				5		
			6	5				3
			4	3		8		
6			9		4	1	2	
4	7				5		9	
				7	1	4	5	
		9	5				8	
3				2		6		
2					6			

Sudoku #35

4	5							
2		1						
	9		5	8				2
	2						6	7
				7				8
			2	6	3			
					5	7		
	7	5	3	4	8			9
		8			9			

Sudoku #36

		5	9		7			
4	7					6	2	
						7		
				2			8	5
9		8		5				
					4			1
7			4	1				
			5	6	3			2
3				9		1		

 Lösung auf Seite 113

Sudoku #37

5	2	4	8		7			
		8			4	3		
			6					
4	5		3			9	7	2
		1		9			3	
	3						4	
	8					7		
				6			8	3
				2		6		4

Sudoku #38

					2	8		9
	1			5				
	9	2			7			
				7	5			
2	3				8	4		
5			4		6		3	
	4	8				5		2
				8				6
1			5			9		

 Lösung auf Seite 113

Sudoku #39

		4		9	1			
		6				4	9	
	7			6	8			
	9						7	
		8	5					
	2		9			8	1	
		2			6			8
8			3				6	
7					4		3	

Sudoku #40

	7	1			8		6	
9			5					
	5	8			6		9	
		7		2	4	5	1	
	1	2						
	4	9	7			3		
					1			3
2				8			5	1

Lösung auf Seite 114

Sudoku #41

1							5	
3			4		1	9		
			9			6		1
		6	1	3				
	3		2	9	8			
			5			3	4	
		5					3	4
9						7		
				7	5		2	

Sudoku #42

5		7						
	9	1		7				3
	4		1			9		7
							3	6
			7	9	8	5	1	
				5		8		4
9								
6				2				
	1		3	4				5

Lösung auf Seite 114

Sudoku #43

			1					3
		5		7	6			4
	4	2		5				
7	9				3	5		
	2	6			5			9
					9	3		
9		7					8	2
			4			7		

Sudoku #44

					4		1	
3		6						2
						7		9
	2		1		8			
	8	3	4	2	5			
	4	7	3		9			8
					2		3	
	7						4	
		8			1	9		7

Lösung auf Seite 115

Sudoku #45

6	8			2	3		5	
		5	8				6	
9	1						8	
	2		9		5			3
							4	5
8	5					9	7	
	9						3	4
	6			5				
4		2	6					

Sudoku #46

2			1	4			8	3
	6	4	7	8				
4			3		9	8	2	
	1				8		3	
	3		5			6		
			2				1	7
					1	5		
		3						8

Lösung auf Seite 115

Sudoku #47

				5		9	2	6
		3	1		4			
					9		6	2
3	9		5	7				
			6	3	8	7		
1		8						
	5						7	
		9		2	3		1	

Sudoku #48

								2
	4		3				5	
			6		2	7		
				8			9	
4			7		3		8	
	5	3		2				7
7	6				9	3		
9						4	2	
			2	6	1			9

 Lösung auf Seite 116

Sudoku #49

	7		5			3		2
		1	4	8		5		
				2				4
6	8					7		
7		9						
		4			3	1		
			8			6		
				6			5	
9	6	7						1

Sudoku #50

		2	8			7	6	
7								
				4	2			
4	2		6			9		
5		6			9			2
		9			4	1		
9				5		6		
8	7		2			4		3
					8			

 Lösung auf Seite 116

Sudoku #51

		5	9		6	2		
	3		2					6
8		6						
					8	6		
		8						4
5		2			1		7	
9			3					1
7	8		6			9		2
			8				5	

Sudoku #52

							8	
		5					3	6
					1			9
	1			6	9			
	8	2	1		4			
	4		3	8		6		
		4	9					2
		9		7			6	5
					6		4	

Sudoku #53

		7	1				2	
	9				6			1
		4	7		9	3		
				9	3	5		6
		9						2
	8					4		7
	7		3	6				
	1				2			4
				8	1			

Sudoku #54

	9				1		7	
	2			9				
			6		3		2	
		8				5		4
6							3	
			2		5			
			9		7			1
	1	2		6		7		
5	4	7				3		

Sudoku #55

4				6		9	1	7
			5					4
7					4	3		
8	4				3			6
3				9	8			
						2		8
		3				4		
							7	
2	6	7						1

Sudoku #56

		2					1	
					7			
5	4							
	7			9	8		2	
8				2		3		4
			7	1		6		8
	9	8	2			1	5	
				7				3
			5			7		

 Lösung auf Seite 118

Sudoku #57

	2							
4		1	2	5				
3								6
						7		4
		7				5	6	8
6			8		7	3		
	5				3			
8			6			9	2	
	6				4			

Sudoku #58

	5				3		2	
9						5		
	1		8					
					7			2
			1		8		4	7
				5				3
5	4			9		7	3	
		9	5				1	4
8		1				6		

Lösung auf Seite 118

Sudoku #59

	2		8				5	
	1				6			
			4			1		
	3	5						
			9			7		
9							8	3
			5	4				7
3	8		1				2	4
		1			7	3		

Sudoku #60

		4	1	7		3		9
	3	1		9				
5				4	3	6		
	2							
1				2			5	
8				6	4	7		1
	8	7						
					6		9	
			4					

 Lösung auf Seite 119

Sudoku #61

		5			9			
	6	7						
		4	6	2				
	2	6			5		3	
1				7	3		4	6
	3					5		7
					4		9	
			9	6		1	2	
								8

Sudoku #62

	3	9	2		4		6	
		6						
7				8	1	3		
	6	2					5	4
9			4	3		8		1
1	4				3			
	9			5			1	
	5				2		8	

 Lösung auf Seite 119

Sudoku #63

	5			3				
	4			5	7	2	8	
2		6		4	9	3		
			9	7			1	
	2				5		3	
7	9		2	1		4		
		9					6	
			5			1		
6					4			

Sudoku #64

	9							
		5	2		9		6	3
			6		5	4		
5	7	4			1		3	2
							4	
	6							
2						7	8	
	5	3		4			2	9
		9						6

Lösung auf Seite 120

Sudoku #65

							3	
5		3	9					4
	9	8			4	5		
9	5	6		3		1		
	1		4	9				
		4	5	6				
	4	5					8	
			2				1	
	6				5			

Sudoku #66

	8					9		
				1	6		8	
2	4		5					
		7						
5						2		
8	9	1			3			4
				7	8		3	
	6			5		8		1
9					1			

Lösung auf Seite 120

Sudoku #67

2		3				9		
	9				5		6	2
					4			
			6	8			1	
	2					8		
		5	2	7	1			
3	8		4				5	
					8		3	
	4	1	3					

Sudoku #68

		4			1	6		
9	8			2				
6			4					8
					3		7	6
			7	1				
1								3
		1		5			8	4
	7		3	8		2		
		5			7			

Sudoku #69

1	6						5	
8	9				3			
	7	4	8	2			9	1
	8		1	6				3
			3	5			4	
					9			
6			2	8			1	
					6	4		7
	4							

Sudoku #70

	9		3	8		7		
4		8						
			7	5		8	4	
							5	
6		5			3		1	
	8	3			2			
			1	9		4		6
			4				8	1
					6	3		

Lösung auf Seite 121

Sudoku #71

1	6			9				7
		3	7		1		8	
			3		4			
3		6		5				1
	1			3	7	5		
5	9							
9	4						2	
				8		6		
	7		1					

Sudoku #72

				2	5	6		
	2	7		1	4			
			6		3			
		4			1			8
			2	8		4		
		1		4		9		5
	5			6				
		3			9			
8	1						4	6

 Lösung auf Seite 122

Sudoku #73

								8
			1	2		9		
	8	9	3				5	1
					2			
	7			4	1			
	2	3	6			8		
	9	2					3	
1				9				
3	5				4		2	

Sudoku #74

			7			5	2	
	2				6			
7	3				2			9
2			1				6	
	5	3						
4		8		6				2
5				7			1	8
	4			1			7	3
				4				

Sudoku #75

				8			1	
2							3	8
	1		2		3			
			7	2				
				5	4	3	2	7
		2			6	9		
5		4	6				9	
			8	3		6		
					2	8	7	

Sudoku #76

	6	7						
1		5	7	9				
	9				2			
						6		4
6		4		3				2
5	8		2	6	4			
			3	4				
	1	3	5				7	
				1			5	6

 Lösung auf Seite 123

Sudoku #77

				6				
					1	7		
6	4		7			9		
		5		3				
				7				
		3			6	4	7	1
5	6	1					4	
				1	9			
8	7				3		2	5

Sudoku #78

9							8	
3	5		9		8	1		
	6	1				7		
		9	5	3				7
6			4	9				
			1			5		4
			8	4				6
5							1	8
					1	9		

 Lösung auf Seite 123

Sudoku #79

		1	4	3	9			2
					6		3	8
5		4					6	
	6				5	1		
3							8	
	2		8					4
		3		5	4		7	
2	1	5						

Sudoku #80

					4			
1	3							7
4			9				2	
							9	8
	8	6			2	5		
7	5			1		2		
5						6		1
	4	3						2
	1			4	6			

Sudoku #81

1								
		2		1				5
		6	7		8	1		
		3		5	6	7		
	7						2	
	1				2			3
			1	9			8	4
7						5	9	
8				6	3		1	

Sudoku #82

1			6			3	5	
2			8					6
8				3		4		
3	8	4		6	2		9	
					3	8		
		6					7	
5		7	1					9
							8	
								5

 Lösung auf Seite 124

Sudoku #83

		8		5				9
5		9			2	3	4	7
				7				
9		2	6			5		
						1		
	8				1		3	
7					5			
				6		4		3
	2		7	4				

Sudoku #84

			8	3	6			7
4					2	8	3	
8	2							
			7					
3	5	7						
9	8			5			1	
		4						
			3	9	1		8	
		8				6	5	

 Lösung auf Seite 125

Sudoku #85

	3		7					
	6	8		3				
7	9				1	3		
					7	9	6	
	5			1	6			
				2	3			
		3	5	7				4
2		5						3
		9		4		1		

Sudoku #86

6		3						1
		4		3		8		
				4			9	
		9	6				7	5
2			7			3		
7	3	6			4			
	1	7	4	6		9	2	
9				1	8			

 Lösung auf Seite 125

Sudoku #87

	8					6		
	6	7		4				5
9		1					7	
		4	9					
6	9				1	4		3
	7		3			8		
7				3			9	2
				2	5		8	
			1					

Sudoku #88

				3				2
6	9	8			2			4
		7		4		8		
	6				9			
			7	1		3		
	1			5		2	8	
1		6			3			
	7	9					4	
	3		5				9	

 Lösung auf Seite 126

Sudoku #89

3			2					
	6	1	8		5		2	
				4	6			
7			9		1			3
	4	5	6			1		
		3						2
	3			1			8	5
							4	9
						3		1

Sudoku #90

				1	4			
			8			3		1
	8	6						
8	2	7						
		3				4	5	7
	1					9		
				5	1			
	7	1		9		8		3
3					8			9

 Lösung auf Seite 126

Sudoku #91

			3		5		7	
	8							
			7		4	2	9	
		5			8		6	1
8			4			7		
	6							
7								
5			6		7	1	3	
4	1	3						

Sudoku #92

		8		6			4	9
				5			1	
6	9			1		3		
		3						8
		1	6		7			
	6			8				2
7	1							3
	3				6			1
9	4		1		5		6	

Lösung auf Seite 127

Sudoku #93

		8	4				5	
	9							1
	5		7		6			
	4		5			6	9	2
			1					
	6	9	2					
9							7	
			9	2	4			
6				1	7			8

Sudoku #94

				4			1	
			5					7
		1			7			
3		9	7	1		8		
	2				9			
1	7				6			3
5	6	4		9	8			
	9	7		6				1
						9	6	

 Lösung auf Seite 127

Sudoku #95

						7		1
1		4		7		2		
	5	8		2				
9			8					3
			6	1				
	8			5	9			7
							5	
6		1	5					
5	2		3	6				

Sudoku #96

			6	7		1	4	
2		4	1				7	
				8	3			9
			8	9	5			
1	3			2				
	7			6				8
3	9						1	
	5							7

 Lösung auf Seite 128

Sudoku #97

		2		4	7		3	
		9	3					1
6	3			2				
	5							
3		1					9	4
				5		2		8
			2			1		
							6	
1			9		6			5

Sudoku #98

			1	8	6	2		
6	4						8	5
9								
		1			7			6
		5						
2	7			4	1			
			5			6		
3				1	8		7	
					2	4	3	

 Lösung auf Seite 128

Sudoku #99

		6	2				7	4
5					4	3	9	
			3				8	1
		1				4		5
7		9		4	6			3
				7	2			
	7						4	8
3			6		1			

Sudoku #100

	2		8	1			3	
	9						4	
8			5	3	4			
7		9		5	6		2	8
	8		9					
3		2			1		6	4
		5						
			4		5	2		
2				9			1	

Sudoku #1

2	4	1	5	7	6	9	3	8
7	8	3	4	9	2	6	5	1
5	9	6	8	1	3	2	7	4
4	5	2	9	8	7	1	6	3
3	6	9	1	2	5	4	8	7
8	1	7	6	3	4	5	9	2
6	2	4	7	5	8	3	1	9
9	3	8	2	6	1	7	4	5
1	7	5	3	4	9	8	2	6

Sudoku #2

6	3	4	7	2	1	8	9	5
1	2	8	4	5	9	7	3	6
9	7	5	3	6	8	2	1	4
8	9	6	2	4	7	3	5	1
5	4	2	1	3	6	9	8	7
3	1	7	9	8	5	4	6	2
7	6	3	8	1	4	5	2	9
4	8	1	5	9	2	6	7	3
2	5	9	6	7	3	1	4	8

Sudoku #3

1	6	4	3	8	2	5	9	7
9	2	7	5	6	1	3	8	4
5	3	8	4	9	7	1	6	2
3	7	9	6	2	8	4	5	1
6	8	1	7	5	4	9	2	3
4	5	2	9	1	3	8	7	6
8	4	3	2	7	5	6	1	9
7	9	5	1	3	6	2	4	8
2	1	6	8	4	9	7	3	5

Sudoku #4

9	6	4	1	7	2	5	3	8
1	5	3	8	6	4	9	7	2
7	8	2	3	9	5	6	4	1
6	1	9	4	2	3	7	8	5
2	4	7	6	5	8	3	1	9
8	3	5	9	1	7	2	6	4
5	9	8	7	3	1	4	2	6
4	7	6	2	8	9	1	5	3
3	2	1	5	4	6	8	9	7

Sudoku #6

3	7	8	1	4	6	2	9	5
5	2	6	9	7	8	4	3	1
9	1	4	5	3	2	7	6	8
8	6	2	3	9	5	1	4	7
4	3	7	8	6	1	5	2	9
1	5	9	7	2	4	3	8	6
2	8	3	6	1	7	9	5	4
7	4	5	2	8	9	6	1	3
6	9	1	4	5	3	8	7	2

Sudoku #5

8	9	5	4	1	2	6	7	3
7	2	3	6	9	8	5	1	4
6	4	1	5	3	7	9	8	2
4	7	8	3	6	1	2	5	9
3	1	9	7	2	5	8	4	6
2	5	6	9	8	4	7	3	1
1	6	7	8	4	9	3	2	5
5	3	2	1	7	6	4	9	8
9	8	4	2	5	3	1	6	7

Sudoku #8

1	5	3	2	6	4	7	8	9
4	6	7	9	3	8	5	2	1
9	8	2	1	5	7	4	3	6
7	4	6	5	8	2	9	1	3
5	3	9	4	1	6	8	7	2
2	1	8	7	9	3	6	4	5
6	7	5	3	4	1	2	9	8
8	2	1	6	7	9	3	5	4
3	9	4	8	2	5	1	6	7

Sudoku #7

4	5	7	3	6	1	9	8	2
3	1	8	4	2	9	6	7	5
6	2	9	8	7	5	1	4	3
9	3	4	5	1	7	2	6	8
8	6	2	9	4	3	5	1	7
5	7	1	2	8	6	3	9	4
1	4	5	6	3	8	7	2	9
2	9	6	7	5	4	8	3	1
7	8	3	1	9	2	4	5	6

Sudoku #9

1	9	3	8	5	6	7	4	2
4	7	5	3	1	2	6	8	9
8	2	6	4	9	7	5	3	1
2	8	7	5	3	1	4	9	6
3	6	9	7	2	4	1	5	8
5	1	4	9	6	8	2	7	3
6	5	8	2	7	3	9	1	4
9	3	1	6	4	5	8	2	7
7	4	2	1	8	9	3	6	5

Sudoku #10

9	7	3	6	4	8	5	2	1
4	1	5	9	2	3	6	7	8
8	6	2	5	7	1	4	3	9
3	4	9	2	8	6	1	5	7
5	2	7	3	1	9	8	4	6
6	8	1	4	5	7	3	9	2
1	5	6	7	9	4	2	8	3
2	9	8	1	3	5	7	6	4
7	3	4	8	6	2	9	1	5

Sudoku #11

1	7	2	4	6	3	8	5	9
8	4	6	9	2	5	7	3	1
9	3	5	8	7	1	2	6	4
4	2	9	3	5	7	1	8	6
7	6	3	1	9	8	5	4	2
5	1	8	2	4	6	9	7	3
3	5	7	6	1	2	4	9	8
6	9	1	7	8	4	3	2	5
2	8	4	5	3	9	6	1	7

Sudoku #12

5	1	7	8	9	6	2	3	4
6	8	2	4	3	7	1	9	5
3	9	4	1	5	2	7	8	6
7	2	6	9	1	3	4	5	8
1	5	8	2	6	4	3	7	9
9	4	3	5	7	8	6	1	2
8	6	1	7	4	9	5	2	3
4	7	9	3	2	5	8	6	1
2	3	5	6	8	1	9	4	7

Sudoku #14

6	5	1	3	9	7	4	2	8
3	2	8	6	4	5	1	9	7
9	7	4	1	2	8	3	6	5
7	6	5	2	3	4	9	8	1
2	8	3	7	1	9	6	5	4
4	1	9	5	8	6	7	3	2
5	3	7	8	6	1	2	4	9
8	9	2	4	7	3	5	1	6
1	4	6	9	5	2	8	7	3

Sudoku #13

9	4	6	7	5	2	8	1	3
3	5	7	4	8	1	9	6	2
8	2	1	3	9	6	4	5	7
2	7	9	6	1	8	3	4	5
5	6	3	2	4	7	1	9	8
1	8	4	9	3	5	7	2	6
6	9	5	1	7	3	2	8	4
4	3	8	5	2	9	6	7	1
7	1	2	8	6	4	5	3	9

Sudoku #16

1	2	7	3	5	9	8	6	4
6	4	8	1	2	7	3	5	9
9	5	3	4	8	6	2	1	7
4	7	1	5	6	3	9	8	2
8	6	9	7	1	2	5	4	3
5	3	2	8	9	4	6	7	1
2	1	4	6	3	8	7	9	5
7	9	6	2	4	5	1	3	8
3	8	5	9	7	1	4	2	6

Sudoku #15

3	5	7	8	9	6	2	4	1
4	2	6	3	5	1	8	9	7
8	1	9	4	2	7	5	6	3
1	7	4	9	3	8	6	2	5
6	8	5	1	7	2	4	3	9
2	9	3	5	6	4	7	1	8
7	4	8	6	1	3	9	5	2
5	6	1	2	8	9	3	7	4
9	3	2	7	4	5	1	8	6

Sudoku #17

2	3	4	5	7	1	8	9	6
7	8	6	2	3	9	5	4	1
9	1	5	4	6	8	3	7	2
3	6	7	1	5	4	2	8	9
4	9	8	7	2	3	6	1	5
1	5	2	8	9	6	7	3	4
8	2	1	6	4	7	9	5	3
6	7	9	3	1	5	4	2	8
5	4	3	9	8	2	1	6	7

Sudoku #18

5	9	8	4	2	1	3	7	6
1	3	7	6	5	9	4	2	8
6	2	4	8	3	7	1	5	9
9	5	1	7	8	6	2	4	3
3	4	6	2	1	5	8	9	7
7	8	2	9	4	3	6	1	5
8	7	3	1	9	2	5	6	4
2	6	5	3	7	4	9	8	1
4	1	9	5	6	8	7	3	2

Sudoku #19

1	7	8	6	9	5	3	2	4
5	9	6	2	4	3	7	8	1
2	3	4	7	1	8	9	6	5
4	1	3	9	8	6	5	7	2
8	2	7	1	5	4	6	3	9
9	6	5	3	2	7	4	1	8
3	4	1	5	7	2	8	9	6
6	5	9	8	3	1	2	4	7
7	8	2	4	6	9	1	5	3

Sudoku #20

8	3	4	6	2	9	7	5	1
7	6	1	3	5	8	4	2	9
5	9	2	7	4	1	3	6	8
2	4	9	1	8	7	5	3	6
3	7	8	9	6	5	2	1	4
1	5	6	4	3	2	8	9	7
4	2	5	8	9	6	1	7	3
6	8	7	2	1	3	9	4	5
9	1	3	5	7	4	6	8	2

Sudoku #21

6	4	8	1	5	3	2	9	7
7	2	1	9	6	8	5	3	4
3	5	9	4	7	2	6	1	8
1	3	2	7	8	6	4	5	9
9	8	5	2	4	1	3	7	6
4	7	6	3	9	5	8	2	1
8	6	7	5	3	9	1	4	2
5	1	4	6	2	7	9	8	3
2	9	3	8	1	4	7	6	5

Sudoku #22

2	3	7	8	5	1	9	4	6
5	1	4	9	6	7	3	2	8
9	6	8	3	2	4	7	5	1
1	5	9	7	3	2	6	8	4
7	2	6	4	9	8	5	1	3
8	4	3	5	1	6	2	9	7
6	9	2	1	8	3	4	7	5
3	7	1	2	4	5	8	6	9
4	8	5	6	7	9	1	3	2

Sudoku #23

5	3	9	1	2	4	8	6	7
1	6	4	8	7	5	2	9	3
8	7	2	3	9	6	4	5	1
3	4	5	9	6	7	1	8	2
2	8	6	4	1	3	9	7	5
9	1	7	5	8	2	3	4	6
6	2	3	7	4	9	5	1	8
4	5	8	6	3	1	7	2	9
7	9	1	2	5	8	6	3	4

Sudoku #24

2	8	9	1	4	5	6	3	7
4	7	1	6	3	8	2	5	9
6	5	3	2	9	7	8	4	1
5	9	7	8	6	3	1	2	4
1	2	8	7	5	4	9	6	3
3	6	4	9	2	1	7	8	5
7	3	2	4	8	9	5	1	6
9	4	6	5	1	2	3	7	8
8	1	5	3	7	6	4	9	2

Sudoku #25

3	5	1	6	8	9	2	7	4
4	7	6	2	3	5	9	8	1
2	8	9	1	4	7	6	3	5
6	3	2	7	5	1	4	9	8
1	9	7	8	6	4	5	2	3
8	4	5	9	2	3	1	6	7
9	1	8	5	7	6	3	4	2
5	2	4	3	9	8	7	1	6
7	6	3	4	1	2	8	5	9

Sudoku #26

4	5	8	3	2	9	1	7	6
2	1	7	6	4	5	3	8	9
3	6	9	7	8	1	4	5	2
6	8	4	5	9	7	2	3	1
7	2	3	1	6	4	5	9	8
1	9	5	8	3	2	6	4	7
5	3	6	2	7	8	9	1	4
9	7	2	4	1	3	8	6	5
8	4	1	9	5	6	7	2	3

Sudoku #27

7	2	1	3	5	6	8	4	9
8	4	3	1	2	9	7	5	6
9	5	6	8	4	7	1	2	3
2	6	7	5	9	4	3	8	1
1	8	5	6	7	3	2	9	4
3	9	4	2	1	8	6	7	5
5	1	9	7	6	2	4	3	8
4	7	8	9	3	1	5	6	2
6	3	2	4	8	5	9	1	7

Sudoku #28

2	1	4	9	6	3	5	8	7
6	5	8	2	7	4	3	9	1
7	3	9	8	1	5	2	4	6
9	6	2	3	4	8	7	1	5
1	4	3	5	9	7	6	2	8
5	8	7	1	2	6	4	3	9
4	9	1	7	5	2	8	6	3
3	2	5	6	8	1	9	7	4
8	7	6	4	3	9	1	5	2

Sudoku #29

8	5	9	6	3	7	2	4	1
4	7	6	2	9	1	3	8	5
1	3	2	8	5	4	7	9	6
5	2	7	9	6	3	4	1	8
9	8	1	4	2	5	6	7	3
3	6	4	1	7	8	9	5	2
2	4	5	3	8	9	1	6	7
6	9	8	7	1	2	5	3	4
7	1	3	5	4	6	8	2	9

Sudoku #30

1	6	7	3	9	5	8	2	4
8	2	3	6	4	7	9	1	5
4	5	9	1	2	8	6	7	3
7	9	5	4	1	3	2	6	8
3	8	4	7	6	2	5	9	1
2	1	6	8	5	9	3	4	7
6	4	2	5	3	1	7	8	9
9	3	8	2	7	4	1	5	6
5	7	1	9	8	6	4	3	2

Sudoku #31

6	8	3	5	9	7	4	1	2
7	2	1	6	4	8	5	9	3
5	9	4	2	3	1	8	7	6
4	5	6	3	1	9	7	2	8
3	7	8	4	5	2	9	6	1
9	1	2	8	7	6	3	5	4
1	6	5	7	8	3	2	4	9
2	3	7	9	6	4	1	8	5
8	4	9	1	2	5	6	3	7

Sudoku #32

9	7	4	5	3	1	6	8	2
8	5	3	4	6	2	9	7	1
6	2	1	7	8	9	4	5	3
5	3	9	1	7	4	2	6	8
4	8	2	3	9	6	7	1	5
7	1	6	2	5	8	3	4	9
3	4	8	9	1	7	5	2	6
2	6	5	8	4	3	1	9	7
1	9	7	6	2	5	8	3	4

Sudoku #33

5	9	6	1	2	3	4	7	8
7	2	1	4	8	5	9	3	6
8	3	4	7	9	6	1	5	2
4	7	9	6	3	2	5	8	1
2	8	5	9	1	7	6	4	3
6	1	3	8	5	4	2	9	7
1	4	2	5	7	8	3	6	9
3	6	7	2	4	9	8	1	5
9	5	8	3	6	1	7	2	4

Sudoku #34

7	3	8	1	9	2	5	6	4
9	1	4	6	5	8	2	7	3
5	2	6	4	3	7	8	1	9
6	5	3	9	8	4	1	2	7
4	7	1	2	6	5	3	9	8
8	9	2	3	7	1	4	5	6
1	6	9	5	4	3	7	8	2
3	8	5	7	2	9	6	4	1
2	4	7	8	1	6	9	3	5

Sudoku #35

4	5	6	1	9	2	8	7	3
2	8	1	4	3	7	5	9	6
7	9	3	5	8	6	4	1	2
3	2	9	8	5	4	1	6	7
5	6	4	9	7	1	2	3	8
8	1	7	2	6	3	9	4	5
9	3	2	6	1	5	7	8	4
1	7	5	3	4	8	6	2	9
6	4	8	7	2	9	3	5	1

Sudoku #36

2	6	5	9	8	7	3	1	4
4	7	9	1	3	5	6	2	8
8	3	1	2	4	6	7	5	9
6	1	7	3	2	9	4	8	5
9	4	8	6	5	1	2	3	7
5	2	3	8	7	4	9	6	1
7	8	6	4	1	2	5	9	3
1	9	4	5	6	3	8	7	2
3	5	2	7	9	8	1	4	6

Sudoku #38

3	5	6	1	4	2	8	7	9
7	1	4	8	5	9	6	2	3
8	9	2	6	3	7	1	5	4
4	6	1	3	7	5	2	9	8
2	3	7	9	1	8	4	6	5
5	8	9	4	2	6	7	3	1
6	4	8	7	9	3	5	1	2
9	7	5	2	8	1	3	4	6
1	2	3	5	6	4	9	8	7

Sudoku #37

5	2	4	8	3	7	1	6	9
9	6	8	2	1	4	3	5	7
7	1	3	6	5	9	4	2	8
4	5	6	3	8	1	9	7	2
8	7	1	4	9	2	5	3	6
2	3	9	5	7	6	8	4	1
6	8	2	1	4	3	7	9	5
1	4	7	9	6	5	2	8	3
3	9	5	7	2	8	6	1	4

Sudoku #40

3	7	1	2	9	8	4	6	5
9	2	6	5	4	7	1	3	8
4	5	8	1	3	6	2	9	7
8	3	7	9	2	4	5	1	6
5	1	2	8	6	3	9	7	4
6	4	9	7	1	5	3	8	2
7	9	4	6	5	1	8	2	3
1	8	5	3	7	2	6	4	9
2	6	3	4	8	9	7	5	1

Sudoku #39

2	5	4	7	9	1	6	8	3
1	8	6	2	3	5	4	9	7
9	7	3	4	6	8	5	2	1
4	9	1	6	8	2	3	7	5
6	3	8	5	1	7	2	4	9
5	2	7	9	4	3	8	1	6
3	4	2	1	7	6	9	5	8
8	1	5	3	2	9	7	6	4
7	6	9	8	5	4	1	3	2

Sudoku #41

1	9	2	7	8	6	4	5	3
3	6	8	4	5	1	9	7	2
5	7	4	9	2	3	6	8	1
8	5	6	1	3	4	2	9	7
4	3	7	2	9	8	5	1	6
2	1	9	5	6	7	3	4	8
7	2	5	6	1	9	8	3	4
9	8	1	3	4	2	7	6	5
6	4	3	8	7	5	1	2	9

Sudoku #42

5	8	7	9	3	6	4	2	1
2	9	1	4	7	5	6	8	3
3	4	6	1	8	2	9	5	7
8	5	9	2	1	4	7	3	6
4	6	3	7	9	8	5	1	2
1	7	2	6	5	3	8	9	4
9	2	4	5	6	1	3	7	8
6	3	5	8	2	7	1	4	9
7	1	8	3	4	9	2	6	5

Sudoku #43

8	7	9	1	2	4	6	5	3
1	3	5	9	7	6	8	2	4
6	4	2	3	5	8	9	1	7
4	5	1	6	9	7	2	3	8
7	9	8	2	1	3	5	4	6
3	2	6	8	4	5	1	7	9
2	1	4	7	8	9	3	6	5
9	6	7	5	3	1	4	8	2
5	8	3	4	6	2	7	9	1

Sudoku #44

7	9	2	8	5	4	6	1	3
3	5	6	9	1	7	4	8	2
8	1	4	2	3	6	7	5	9
6	2	5	1	7	8	3	9	4
9	8	3	4	2	5	1	7	6
1	4	7	3	6	9	5	2	8
4	6	1	7	9	2	8	3	5
5	7	9	6	8	3	2	4	1
2	3	8	5	4	1	9	6	7

Sudoku #45

6	8	7	1	2	3	4	5	9
2	4	5	8	9	7	3	6	1
9	1	3	5	6	4	7	8	2
7	2	6	9	4	5	8	1	3
1	3	9	7	8	6	2	4	5
8	5	4	3	1	2	9	7	6
5	9	1	2	7	8	6	3	4
3	6	8	4	5	9	1	2	7
4	7	2	6	3	1	5	9	8

Sudoku #46

7	8	1	9	5	3	4	6	2
2	9	5	1	4	6	7	8	3
3	6	4	7	8	2	1	5	9
4	7	6	3	1	9	8	2	5
5	1	2	6	7	8	9	3	4
8	3	9	5	2	4	6	7	1
6	4	8	2	9	5	3	1	7
9	2	7	8	3	1	5	4	6
1	5	3	4	6	7	2	9	8

Sudoku #47

9	7	5	2	8	6	4	3	1
8	1	4	3	5	7	9	2	6
2	6	3	1	9	4	5	8	7
5	8	7	4	1	9	3	6	2
3	9	6	5	7	2	1	4	8
4	2	1	6	3	8	7	5	9
1	3	8	7	6	5	2	9	4
6	5	2	9	4	1	8	7	3
7	4	9	8	2	3	6	1	5

Sudoku #48

5	3	7	1	9	4	8	6	2
2	4	6	3	7	8	9	5	1
1	9	8	6	5	2	7	3	4
6	7	1	4	8	5	2	9	3
4	2	9	7	1	3	6	8	5
8	5	3	9	2	6	1	4	7
7	6	2	5	4	9	3	1	8
9	1	5	8	3	7	4	2	6
3	8	4	2	6	1	5	7	9

Sudoku #49

4	7	8	5	1	6	3	9	2
3	2	1	4	8	9	5	7	6
5	9	6	3	2	7	8	1	4
6	8	3	1	5	2	7	4	9
7	1	9	6	4	8	2	3	5
2	5	4	9	7	3	1	6	8
1	3	5	8	9	4	6	2	7
8	4	2	7	6	1	9	5	3
9	6	7	2	3	5	4	8	1

Sudoku #50

1	5	2	8	9	3	7	6	4
7	4	3	1	6	5	2	8	9
6	9	8	7	4	2	3	5	1
4	2	7	6	8	1	9	3	5
5	1	6	3	7	9	8	4	2
3	8	9	5	2	4	1	7	6
9	3	1	4	5	7	6	2	8
8	7	5	2	1	6	4	9	3
2	6	4	9	3	8	5	1	7

Sudoku #51

1	7	5	9	8	6	2	4	3
4	3	9	2	5	7	1	8	6
8	2	6	1	3	4	7	9	5
3	4	7	5	2	8	6	1	9
6	1	8	7	9	3	5	2	4
5	9	2	4	6	1	3	7	8
9	5	4	3	7	2	8	6	1
7	8	1	6	4	5	9	3	2
2	6	3	8	1	9	4	5	7

Sudoku #52

2	7	1	6	9	3	5	8	4
4	9	5	8	2	7	1	3	6
8	3	6	5	4	1	2	7	9
5	1	3	7	6	9	4	2	8
6	8	2	1	5	4	7	9	3
9	4	7	3	8	2	6	5	1
7	6	4	9	3	5	8	1	2
1	2	9	4	7	8	3	6	5
3	5	8	2	1	6	9	4	7

Sudoku #54

3	9	5	4	2	1	8	7	6
7	2	6	5	9	8	4	1	3
4	8	1	6	7	3	9	2	5
2	7	8	1	3	6	5	9	4
6	5	4	7	8	9	1	3	2
1	3	9	2	4	5	6	8	7
8	6	3	9	5	7	2	4	1
9	1	2	3	6	4	7	5	8
5	4	7	8	1	2	3	6	9

Sudoku #53

6	3	7	1	4	8	9	2	5
8	9	5	2	3	6	7	4	1
1	2	4	7	5	9	3	6	8
7	4	2	8	9	3	5	1	6
5	6	9	4	1	7	8	3	2
3	8	1	6	2	5	4	9	7
2	7	8	3	6	4	1	5	9
9	1	3	5	7	2	6	8	4
4	5	6	9	8	1	2	7	3

Sudoku #56

3	8	2	9	5	6	4	1	7
9	6	1	4	8	7	2	3	5
5	4	7	1	3	2	8	6	9
4	7	6	3	9	8	5	2	1
8	1	9	6	2	5	3	7	4
2	5	3	7	1	4	6	9	8
7	9	8	2	4	3	1	5	6
6	2	5	8	7	1	9	4	3
1	3	4	5	6	9	7	8	2

Sudoku #55

4	5	8	3	6	2	9	1	7
9	3	2	5	1	7	8	6	4
7	1	6	9	8	4	3	5	2
8	4	5	2	7	3	1	9	6
3	2	1	6	9	8	7	4	5
6	7	9	1	4	5	2	3	8
1	8	3	7	5	6	4	2	9
5	9	4	8	2	1	6	7	3
2	6	7	4	3	9	5	8	1

Sudoku #57

5	2	6	3	9	8	4	7	1
4	7	1	2	5	6	8	3	9
3	8	9	7	4	1	2	5	6
2	3	8	5	6	9	7	1	4
1	9	7	4	3	2	5	6	8
6	4	5	8	1	7	3	9	2
9	5	2	1	8	3	6	4	7
8	1	4	6	7	5	9	2	3
7	6	3	9	2	4	1	8	5

Sudoku #58

7	5	8	9	1	3	4	2	6
9	6	3	7	4	2	5	8	1
4	1	2	8	6	5	3	7	9
1	9	4	6	3	7	8	5	2
6	3	5	1	2	8	9	4	7
2	8	7	4	5	9	1	6	3
5	4	6	2	9	1	7	3	8
3	7	9	5	8	6	2	1	4
8	2	1	3	7	4	6	9	5

Sudoku #59

7	2	3	8	9	1	4	5	6
4	1	8	3	5	6	9	7	2
6	5	9	4	7	2	1	3	8
8	3	5	7	2	4	6	9	1
1	6	2	9	3	8	7	4	5
9	7	4	6	1	5	2	8	3
2	9	6	5	4	3	8	1	7
3	8	7	1	6	9	5	2	4
5	4	1	2	8	7	3	6	9

Sudoku #60

2	6	4	1	7	5	3	8	9
7	3	1	6	9	8	5	4	2
5	9	8	2	4	3	6	1	7
4	2	3	5	1	7	9	6	8
1	7	6	8	2	9	4	5	3
8	5	9	3	6	4	7	2	1
6	8	7	9	5	1	2	3	4
3	4	2	7	8	6	1	9	5
9	1	5	4	3	2	8	7	6

Sudoku #62

5	3	9	2	7	4	1	6	8
8	1	6	3	9	5	2	4	7
7	2	4	6	8	1	3	9	5
4	8	1	5	2	7	6	3	9
3	6	2	8	1	9	7	5	4
9	7	5	4	3	6	8	2	1
1	4	8	9	6	3	5	7	2
2	9	3	7	5	8	4	1	6
6	5	7	1	4	2	9	8	3

Sudoku #61

8	1	5	7	3	9	4	6	2
2	6	7	5	4	1	9	8	3
3	9	4	6	2	8	7	5	1
7	2	6	4	1	5	8	3	9
1	5	9	8	7	3	2	4	6
4	3	8	2	9	6	5	1	7
6	7	2	1	8	4	3	9	5
5	8	3	9	6	7	1	2	4
9	4	1	3	5	2	6	7	8

Sudoku #64

6	9	7	4	3	8	2	1	5
1	4	5	2	7	9	8	6	3
3	2	8	6	1	5	4	9	7
5	7	4	9	8	1	6	3	2
9	3	1	7	6	2	5	4	8
8	6	2	3	5	4	9	7	1
2	1	6	5	9	3	7	8	4
7	5	3	8	4	6	1	2	9
4	8	9	1	2	7	3	5	6

Sudoku #63

9	5	7	8	3	2	6	4	1
3	4	1	6	5	7	2	8	9
2	8	6	1	4	9	3	7	5
5	6	4	9	7	3	8	1	2
1	2	8	4	6	5	9	3	7
7	9	3	2	1	8	4	5	6
8	3	9	7	2	1	5	6	4
4	7	2	5	8	6	1	9	3
6	1	5	3	9	4	7	2	8

Sudoku #65

4	7	1	8	5	6	9	3	2
5	2	3	9	1	7	8	6	4
6	9	8	3	2	4	5	7	1
9	5	6	7	3	2	1	4	8
2	1	7	4	9	8	3	5	6
8	3	4	5	6	1	7	2	9
1	4	5	6	7	9	2	8	3
7	8	9	2	4	3	6	1	5
3	6	2	1	8	5	4	9	7

Sudoku #66

1	8	5	7	3	2	9	4	6
3	7	9	4	1	6	5	8	2
2	4	6	5	8	9	1	7	3
6	2	7	8	4	5	3	1	9
5	3	4	1	9	7	2	6	8
8	9	1	6	2	3	7	5	4
4	1	2	9	7	8	6	3	5
7	6	3	2	5	4	8	9	1
9	5	8	3	6	1	4	2	7

Sudoku #67

2	5	3	8	1	6	9	4	7
4	9	8	7	3	5	1	6	2
6	1	7	9	2	4	5	8	3
7	3	4	6	8	9	2	1	5
1	2	9	5	4	3	8	7	6
8	6	5	2	7	1	3	9	4
3	8	6	4	9	2	7	5	1
5	7	2	1	6	8	4	3	9
9	4	1	3	5	7	6	2	8

Sudoku #68

7	5	4	8	3	1	6	9	2
9	8	3	6	2	5	4	1	7
6	1	2	4	7	9	5	3	8
5	4	8	2	9	3	1	7	6
2	3	6	7	1	8	9	4	5
1	9	7	5	6	4	8	2	3
3	6	1	9	5	2	7	8	4
4	7	9	3	8	6	2	5	1
8	2	5	1	4	7	3	6	9

Sudoku #69

1	6	2	4	9	7	3	5	8
8	9	5	6	1	3	7	2	4
3	7	4	8	2	5	6	9	1
4	8	9	1	6	2	5	7	3
7	2	6	3	5	8	1	4	9
5	1	3	7	4	9	8	6	2
6	3	7	2	8	4	9	1	5
2	5	1	9	3	6	4	8	7
9	4	8	5	7	1	2	3	6

Sudoku #70

5	9	1	3	8	4	7	6	2
4	7	8	2	6	9	1	3	5
3	2	6	7	5	1	8	4	9
7	1	2	6	4	8	9	5	3
6	4	5	9	7	3	2	1	8
9	8	3	5	1	2	6	7	4
8	3	7	1	9	5	4	2	6
2	6	9	4	3	7	5	8	1
1	5	4	8	2	6	3	9	7

Sudoku #71

1	6	2	8	9	5	4	3	7
4	5	3	7	2	1	9	8	6
7	8	9	3	6	4	2	1	5
3	2	6	4	5	8	7	9	1
8	1	4	9	3	7	5	6	2
5	9	7	2	1	6	8	4	3
9	4	5	6	7	3	1	2	8
2	3	1	5	8	9	6	7	4
6	7	8	1	4	2	3	5	9

Sudoku #72

9	3	8	7	2	5	6	1	4
6	2	7	8	1	4	3	5	9
1	4	5	6	9	3	8	2	7
3	7	4	9	5	1	2	6	8
5	9	6	2	8	7	4	3	1
2	8	1	3	4	6	9	7	5
7	5	2	4	6	8	1	9	3
4	6	3	1	7	9	5	8	2
8	1	9	5	3	2	7	4	6

Sudoku #73

2	3	1	4	5	9	6	7	8
7	6	5	1	2	8	9	4	3
4	8	9	3	6	7	2	5	1
6	1	4	8	3	2	7	9	5
5	7	8	9	4	1	3	6	2
9	2	3	6	7	5	8	1	4
8	9	2	5	1	6	4	3	7
1	4	7	2	9	3	5	8	6
3	5	6	7	8	4	1	2	9

Sudoku #74

9	8	4	7	3	1	5	2	6
1	2	5	4	9	6	8	3	7
7	3	6	8	5	2	1	4	9
2	9	7	1	8	5	3	6	4
6	5	3	9	2	4	7	8	1
4	1	8	3	6	7	9	5	2
5	6	9	2	7	3	4	1	8
8	4	2	5	1	9	6	7	3
3	7	1	6	4	8	2	9	5

Sudoku #75

3	7	6	5	8	9	4	1	2
2	4	9	1	6	7	5	3	8
8	1	5	2	4	3	7	6	9
4	9	3	7	2	8	1	5	6
1	6	8	9	5	4	3	2	7
7	5	2	3	1	6	9	8	4
5	8	4	6	7	1	2	9	3
9	2	7	8	3	5	6	4	1
6	3	1	4	9	2	8	7	5

Sudoku #76

2	6	7	4	8	1	9	3	5
1	4	5	7	9	3	2	6	8
3	9	8	6	5	2	1	4	7
9	3	2	1	7	5	6	8	4
6	7	4	9	3	8	5	1	2
5	8	1	2	6	4	7	9	3
7	5	6	3	4	9	8	2	1
8	1	3	5	2	6	4	7	9
4	2	9	8	1	7	3	5	6

Sudoku #77

1	9	7	3	6	8	2	5	4
3	5	2	4	9	1	7	8	6
6	4	8	7	2	5	9	1	3
7	8	5	1	3	4	6	9	2
4	1	6	9	7	2	5	3	8
9	2	3	8	5	6	4	7	1
5	6	1	2	8	7	3	4	9
2	3	4	5	1	9	8	6	7
8	7	9	6	4	3	1	2	5

Sudoku #78

9	2	4	7	1	3	6	8	5
3	5	7	9	6	8	1	4	2
8	6	1	2	5	4	7	3	9
4	1	9	5	3	2	8	6	7
6	8	5	4	9	7	3	2	1
7	3	2	1	8	6	5	9	4
1	9	3	8	4	5	2	7	6
5	7	6	3	2	9	4	1	8
2	4	8	6	7	1	9	5	3

Sudoku #79

6	8	1	4	3	9	7	5	2
9	7	2	5	1	6	4	3	8
5	3	4	7	2	8	9	6	1
4	6	8	9	7	5	1	2	3
3	5	9	2	4	1	6	8	7
1	2	7	8	6	3	5	9	4
8	9	3	1	5	4	2	7	6
2	1	5	6	8	7	3	4	9
7	4	6	3	9	2	8	1	5

Sudoku #80

2	6	5	1	7	4	3	8	9
1	3	9	6	2	8	4	5	7
4	7	8	9	5	3	1	2	6
3	2	1	4	6	5	7	9	8
9	8	6	7	3	2	5	1	4
7	5	4	8	1	9	2	6	3
5	9	2	3	8	7	6	4	1
6	4	3	5	9	1	8	7	2
8	1	7	2	4	6	9	3	5

Sudoku #81

1	9	7	3	4	5	8	6	2
3	8	2	6	1	9	4	7	5
4	5	6	7	2	8	1	3	9
9	2	3	8	5	6	7	4	1
5	7	4	9	3	1	6	2	8
6	1	8	4	7	2	9	5	3
2	6	5	1	9	7	3	8	4
7	3	1	2	8	4	5	9	6
8	4	9	5	6	3	2	1	7

Sudoku #82

1	4	9	6	2	7	3	5	8
2	7	3	8	4	5	9	1	6
8	6	5	9	3	1	4	2	7
3	8	4	7	6	2	5	9	1
7	1	2	5	9	3	8	6	4
9	5	6	4	1	8	2	7	3
5	2	7	1	8	4	6	3	9
4	9	1	3	5	6	7	8	2
6	3	8	2	7	9	1	4	5

Sudoku #83

4	7	8	3	5	6	2	1	9
5	6	9	1	8	2	3	4	7
2	3	1	4	7	9	8	6	5
9	1	2	6	3	7	5	8	4
3	5	7	8	2	4	1	9	6
6	8	4	5	9	1	7	3	2
7	4	3	9	1	5	6	2	8
1	9	5	2	6	8	4	7	3
8	2	6	7	4	3	9	5	1

Sudoku #84

5	1	9	8	3	6	2	4	7
4	7	6	9	1	2	8	3	5
8	2	3	4	7	5	1	9	6
6	4	1	7	8	9	5	2	3
3	5	7	1	2	4	9	6	8
9	8	2	6	5	3	7	1	4
2	9	4	5	6	8	3	7	1
7	6	5	3	9	1	4	8	2
1	3	8	2	4	7	6	5	9

Sudoku #85

5	3	2	7	9	4	6	8	1
1	6	8	2	3	5	7	4	9
7	9	4	6	8	1	3	2	5
3	2	1	4	5	7	9	6	8
9	5	7	8	1	6	4	3	2
4	8	6	9	2	3	5	1	7
6	1	3	5	7	8	2	9	4
2	4	5	1	6	9	8	7	3
8	7	9	3	4	2	1	5	6

Sudoku #86

6	9	3	8	7	2	4	5	1
5	7	4	9	3	1	8	6	2
1	2	8	5	4	6	7	9	3
4	8	9	6	2	3	1	7	5
2	5	1	7	8	9	3	4	6
7	3	6	1	5	4	2	8	9
3	1	7	4	6	5	9	2	8
9	4	5	2	1	8	6	3	7
8	6	2	3	9	7	5	1	4

Sudoku #87

2	8	5	7	1	9	6	3	4
3	6	7	8	4	2	9	1	5
9	4	1	5	6	3	2	7	8
5	3	4	9	8	6	7	2	1
6	9	8	2	7	1	4	5	3
1	7	2	3	5	4	8	6	9
7	5	6	4	3	8	1	9	2
4	1	9	6	2	5	3	8	7
8	2	3	1	9	7	5	4	6

Sudoku #88

4	5	1	8	3	6	9	7	2
6	9	8	1	7	2	5	3	4
3	2	7	9	4	5	8	6	1
8	6	5	3	2	9	4	1	7
9	4	2	7	1	8	3	5	6
7	1	3	6	5	4	2	8	9
1	8	6	4	9	3	7	2	5
5	7	9	2	8	1	6	4	3
2	3	4	5	6	7	1	9	8

Sudoku #89

3	8	4	2	9	7	5	1	6
9	6	1	8	3	5	7	2	4
5	7	2	1	4	6	9	3	8
7	2	6	9	8	1	4	5	3
8	4	5	6	2	3	1	9	7
1	9	3	5	7	4	8	6	2
4	3	9	7	1	2	6	8	5
6	1	7	3	5	8	2	4	9
2	5	8	4	6	9	3	7	1

Sudoku #90

2	3	9	6	1	4	7	8	5
7	5	4	8	2	9	3	6	1
1	8	6	5	3	7	2	9	4
8	2	7	9	4	5	1	3	6
6	9	3	1	8	2	4	5	7
4	1	5	7	6	3	9	2	8
9	4	8	3	5	1	6	7	2
5	7	1	2	9	6	8	4	3
3	6	2	4	7	8	5	1	9

Sudoku #91

9	4	2	3	1	5	8	7	6
3	8	7	2	9	6	5	1	4
6	5	1	7	8	4	2	9	3
2	7	5	9	3	8	4	6	1
8	3	9	4	6	1	7	2	5
1	6	4	5	7	2	3	8	9
7	2	6	1	5	3	9	4	8
5	9	8	6	4	7	1	3	2
4	1	3	8	2	9	6	5	7

Sudoku #92

1	5	8	7	6	3	2	4	9
3	2	4	8	5	9	7	1	6
6	9	7	4	1	2	3	8	5
4	7	3	5	2	1	6	9	8
2	8	1	6	9	7	5	3	4
5	6	9	3	8	4	1	7	2
7	1	6	2	4	8	9	5	3
8	3	5	9	7	6	4	2	1
9	4	2	1	3	5	8	6	7

Sudoku #93

2	3	8	4	9	1	7	5	6
7	9	6	8	5	2	4	3	1
4	5	1	7	3	6	8	2	9
1	4	3	5	7	8	6	9	2
5	7	2	1	6	9	3	8	4
8	6	9	2	4	3	5	1	7
9	1	4	6	8	5	2	7	3
3	8	7	9	2	4	1	6	5
6	2	5	3	1	7	9	4	8

Sudoku #94

7	5	2	9	4	3	6	1	8
9	8	6	5	2	1	3	4	7
4	3	1	6	8	7	5	2	9
3	4	9	7	1	2	8	5	6
6	2	5	8	3	9	1	7	4
1	7	8	4	5	6	2	9	3
5	6	4	1	9	8	7	3	2
2	9	7	3	6	5	4	8	1
8	1	3	2	7	4	9	6	5

Sudoku #95

2	6	9	4	3	5	7	8	1
1	3	4	9	7	8	2	6	5
7	5	8	1	2	6	9	3	4
9	1	5	8	4	7	6	2	3
4	7	2	6	1	3	5	9	8
3	8	6	2	5	9	4	1	7
8	4	3	7	9	2	1	5	6
6	9	1	5	8	4	3	7	2
5	2	7	3	6	1	8	4	9

Sudoku #96

9	8	3	6	7	2	1	4	5
2	6	4	1	5	9	8	7	3
7	1	5	4	8	3	2	6	9
6	4	2	8	9	5	7	3	1
1	3	8	7	2	4	5	9	6
5	7	9	3	6	1	4	2	8
3	9	7	5	4	8	6	1	2
8	2	6	9	1	7	3	5	4
4	5	1	2	3	6	9	8	7

Sudoku #97

8	1	2	5	4	7	9	3	6
5	7	9	3	6	8	4	2	1
6	3	4	1	2	9	8	5	7
2	5	8	4	9	1	6	7	3
3	6	1	8	7	2	5	9	4
4	9	7	6	5	3	2	1	8
7	4	6	2	3	5	1	8	9
9	8	5	7	1	4	3	6	2
1	2	3	9	8	6	7	4	5

Sudoku #98

7	5	3	1	8	6	2	4	9
6	4	2	7	9	3	1	8	5
9	1	8	4	2	5	3	6	7
4	9	1	3	5	7	8	2	6
8	3	5	2	6	9	7	1	4
2	7	6	8	4	1	9	5	3
1	2	7	5	3	4	6	9	8
3	6	4	9	1	8	5	7	2
5	8	9	6	7	2	4	3	1

Sudoku #99

9	3	6	2	1	8	5	7	4
5	1	8	7	6	4	3	9	2
2	4	7	3	5	9	6	8	1
8	2	1	9	3	7	4	6	5
4	6	3	8	2	5	7	1	9
7	5	9	1	4	6	8	2	3
1	8	5	4	7	2	9	3	6
6	7	2	5	9	3	1	4	8
3	9	4	6	8	1	2	5	7

Sudoku #100

6	2	4	8	1	9	5	3	7
5	9	3	2	6	7	8	4	1
8	1	7	5	3	4	6	9	2
7	4	9	3	5	6	1	2	8
1	8	6	9	4	2	7	5	3
3	5	2	7	8	1	9	6	4
4	6	5	1	2	8	3	7	9
9	3	1	4	7	5	2	8	6
2	7	8	6	9	3	4	1	5

www.ingramcontent.com/pod-product-compliance
Lightning Source LLC
Chambersburg PA
CBHW061815250726
48657CB00001B/439